Lettre

LETTRE

D'UN

MEDECIN

A UNE DAME;

Au sujet d'une Expérience de Chirur-
gie, faite à l'Hôpital de la Charité,
le 22 Juin 1754.

VOus me demandez, Madame, des
nouvelles de ce pauvre Enfant, attaqué de
la pierre, pour qui vous sentites vos entrail-
les si forcement émues, dès la premiére
fois que j'eus l'honneur de vous en parler,
& dont vous m'annonciez les malheurs
avec une assurance *quasi* prophétique; il
vient effectivement d'éprouver un sort bien
déplorable. Agréez que pour vous satisfai-
re, je reprenne son histoire dès le com-
mencement.

A

Claude Poncet, âgé de six ans, de la Paroisse de Placé, Diocèse du Mans, partant pour venir se faire tailler ici ; M. de la Rue, Médecin à Mayenne, m'écrivit afin de lui retenir un lit à *la Charité*. Au lieu de cela j'eus recours à une Personne généreuse, qui m'offrit de le placer, à ses frais, chez une Garde - malade, pour y être taillé suivant la méthode du Frere Côme.

Le Malade arriva à Paris par le Fourgon du Coche de Bretagne, le Dimanche 12 May, sur le midi. Le premier soin de son Pere, qui l'avoit accompagné à pied, demandant l'aumône le long des chemins, fut de s'informer où étoit l'Hôpital de la Charité, & de l'y conduire. Là il demanda au Pere Infirmier, s'il ne m'avoit pas promis un lit pour son fils, comme on le lui avoit fait esperer. L'Infirmier repondit qu'il n'avoit pas même entendu parler de moi à cette occasion ; mais voyant d'ailleurs un petit malheureux dans l'état le plus digne de compassion, il n'hésita pas à lui accorder sa demande dans l'instant. Cela fait, le Bonhomme après avoir pleuré quelque tems avec son fils, vint me chercher & ne me trouva point ; il fut ensuite chez Madame la D. de B. à qui il étoit recommandé par Madame sa Sœur ; de-là il retourna embrasser pour la derniére fois son cher enfant, & repartit

la nuit même pour son Village, où il avoit
laissé quatre autres enfans en bas âge, & sa
femme malade depuis la Toussaint.

Je fus très-fâché de ce contre-tems, Madame, j'ose vous en prendre à témoin ;
mais d'aller retirer un enfant d'une maison
où son propre pere l'avoit placé, pouvois-je
m'arroger un tel droit ?

Dès le soir même de son arrivée, le Chirurgien - Major vouloit le faire purger,
pour le tailler le lendemain 13 May à cinq
heures du matin, parce que c'étoit le jour
indiqué pour la Taille générale, & qu'il
s'étoit présenté peu de Sujets à tailler cette
année ; mais il ceda enfin aux représenta-
tions de l'Infirmier, & de quelques autres
personnes, & convint que l'enfant étoit
absolument hors d'état de supporter une tel-
le Opération.

Le pauvre Enfant, miné d'une fiévre len-
te, a traîné pendant quelques semaines une
vie languissante, après quoi ayant commen-
cé à reprendre peu à peu des forces, à l'ai-
de des bons alimens, on le voyoit, dans ses
derniers jours, se promener de Salle en Salle,
accueilli & carressé de tout le monde, parce
qu'il étoit doux & d'une phisionomie inter-
ressante.

Enfin, Samedi dernier 22 Juin, à
midi & demi, arrivent à l'imprévu M.

de la M****, premier Chirurgien du Roy;
M. A**, Chirurgien major de la Charité,
M. T*, Chirurgien gagnant Maîtrise à
Bicêtre, & deux autres, demandant notre
petit Bonhomme, pour le tailler fur le
champ. Là deſſus, grande rumeur dans
toute la maiſon. L'infirmier (1) remontra
à ces Mrs. qu'ils auroient bien dû l'avertir,
parce que n'ayant point lieu de s'attendre
à pareille choſe, il lui avoit donné non-
ſeulement à déjeuner, mais même à dîner
comme à l'ordinaire ; on ne tint aucun
compte de cette repréſentation. Il demanda qu'on lui donnât au moins le temps de
faire avertir le Médecin de la maiſon (2)
parcequ'il eſt de regle qu'il ne ſoit fait au-
cune grande opération ſans ſon aveu ; on
lui répondit que cela prendroit trop de
temps. Il inſiſta, & pria M. le Premier
Chirurgien, qui avoit ſon carroſſe à la
porte, de trouver bon qu'on l'envoyât à
l'Hôtel de Condé, qui n'eſt pas fort éloi-
gné, ajoutant que, ſi le Médecin ne s'y
trouvoit pas, on paſſeroit outre ; M. de la
M**** répliqua d'un ton déciſif, qu'il ne
pouvoit pas attendre ainſi, étant obligé de
ſe rendre auprès de S. M. & on procéda à
l'Opération incontinent.

(1) *Le P. Baſile.*
(2) *M. Verdelhan, Médecin de S. A. S. M.*
le Prince de Condé.

L'Opération fut faite avec une nouvelle espéce de *Lithotome caché*, très-différent de celui du Frere Côme : l'honneur de cette invention est dû à M. T *, qui en a donné la description à l'Académie Royale de Chirurgie ; mais n'ayant eu rien moins qu'à s'applaudir de la premiere épreuve qu'il en avoit faite sur un Malade à Bicêtre, ces Messieurs vouloient lui faire prendre sa revanche à la Charité ; cependant je leur rens bien la justice de croire, qu'ils sont aujourd'hui aussi fâchés que moi que notre petit Patient en ait été la victime. On lui tira une pierre à peu près de la grosseur d'un œuf de pigeon ; mais à peine fut-il remis dans son lit, qu'il lui survint des vomissemens affreux, & il est décedé la nuit suivante 23 Juin, à quatre heures du matin.

Ayant été averti de cette catastrophe le matin même à huit heures, j'y courus sur le champ, quatre heures & demie après la mort. Je voulois faire des reproches à l'Infirmier, mais il m'eut bientôt fermé la bouche. Je lui demandai si on pourroit au moins voir le Cadavre, & examiner la plaie ? il me répondit qu'il n'étoit déja plus temps, que le Chirurgien major étoit entré, lui second, dans la Salle des Morts, & qu'on disoit qu'ils avoient

emporté la veffie ; il m'y conduifit néan-
moins, accompagné d'un autre Religieux,
& nous trouvames en effet le corps froid,
étendu fur une table, mais dénué de toutes les parties capables de fervir à faire
l'apologie, ou la critique de leur maniere
d'opérer.

J'allai trouver également le Médecin de
la Maifon, qui me dit qu'il n'avoit pas pû
parer un coup, auquel il n'étoit pas naturel
de s'attendre ; mais que dès qu'il l'avoit
appris à fa vifite, il avoit repris publi-
quement le Chirurgien, de s'ingerer de
faire fi irrégulierement, & pour le bien
dire, clandeftinement, une opération de
cette conféquence,

Trouvez bon, Madame, que je me borne
à cet expofé fimple & naïf des faits. Ils
me femblent affez parlans pour n'avoir
pas befoin d'y joindre aucunes réflexions.
Tout mon regret eft de n'avoir pas pû faire
fçavoir au Pere, affez à temps, la reffource
que j'avois trouvée pour fon Fi...

---

*Le Parallele des deux Lithotomes, le Traité
du Frere Côme fur la Taille, & diverfes autres
Piéces concernant fa Méthode, fe trouvent à Paris,
chez* LAURENT D'HOURY *Fils, Imprimeur-Libraire,
rue vieillé Bouclerie.*

SECONDE LETTRE

D'UN

MEDECIN

A UNE DAME,

Au sujet d'une Expérience de Chirurgie, faite à l'Hôpital de la Charité, le 22 Juin 1754.

IL étoit aisé de prévoir, Madame, que la Lettre que j'eus l'honneur de vous écrire, il y a un mois, m'attireroit des ennemis ; mais le sang de l'Innocent crioit, & la Providence sembloit m'avoir spécialement désigné pour ne pas laisser étouffer ses cris.

Le bruit de cet évenement étoit déja répandu dans tout Paris : Grands & Petits y prenoient intérêt ; mais chacun désiroit d'en voir une relation exacte & circonfranciée ; & j'ofai la donner. Je tenois le détail des faits de la bouche de l'Infirmier & du Médecin ; & après les avoir mis par écrit, je leur relûs ma lettre à l'un & à l'autre, avant que de la faire partir ; depuis qu'elle a été répandue dans le public, ils en ont reconnu la vérité ; & prefque tous les Chirurgiens de Paris, interrogés là-deffus de maifon en maifon, m'ont rendu un témoignage, je puis le dire, également honorable pour eux & pour moi.

Cependant on vient de publier fous le nom d'un Eleve de la Charité, une relation diamétralement oppofée des mêmes faits. Par exemple, ce n'eft plus l'Infirmier qui demanda qu'on lui donnât le tems d'envoyer chercher le Médecin, qui pria M. le Premier Chirurgien de prêter fon carroffe pour cet effet, & qui ne put rien obtenir ; ce font au-contraire les Religieux, qui par un miférable fubterfuge, ont éludé les gracieufes attentions de M. de la M. pour M. Verdelhan ; *M. de la Martiniere (pag. 3.) demanda fi le Médecin étoit averti, il propofa même de l'envoyer chercher, & j'ai entendu les Religieux répondre, qu'il étoit fort incertain de le trouver à cette heure *.*

* Si celui qui attefte avoir entendu, avoit daigné fe nommer, cela auroit pu ajouter beaucoup

Que répondre à des affertions fi pofiti-
ves ? Faire affaut de démentis avec l'Eleve
de M. A. & lui rendre invectives pour invectives ? je me flatte que vous n'attendez
pas cela de moi.

Si donc vous defirez fçavoir à quoi vous
en tenir fur la fidélité de l'ancienne ou de
la nouvelle relation, je vous ai cité mes
garants, vous pouvez vous adreffer à eux,
on les connoît incapables de trahir la vérité. Et fi deux Témoins graves ne fuffifent
pas, voici d'où vous pouvez tirer encore
des éclairciffemens fur les articles les plus
importans à vérifier.

M. A. *le fit purger*, dit-on, (pag. 3.) *le*
20e *du mois de Juin.* Informez-vous au
Médecin, à l'Apoticaire, à l'Infirmier,
qui éft-ce qui a ordonné cette médecine,
qui eft-ce qui l'a préparée, qui eft-ce qui
l'a adminiftrée au Malade. Pour plus de
fureté encore, confultez les journaux de
l'Infirmerie & de l'Apoticairerie : il n'eft
pas befoin d'un grand effort de probité,
pour ne pas falfifier un Journal ; mais il
faut un courage peu commun pour prendre hautement la défenfe de certaines vé-
rités, que le Public a intérêt qui foient
connues, & que des Particuliers ont in-

de poids à fon témoignage, mais il ne l'a pas
jugé à propos.

A ij

térêt qui ne le soient pas. Si donc vous
ne trouvez ni sur le cahier de l'Infirmier,
ni sur celui de l'Apoticaire qu'une seule
purgation pour le 29 Juin, & qu'il paroif-
se par le nom de la Salle & le N°. qu'elle fut ordonnée à un malade de fiévre ma-
ligne * il ne vous restera qu'à demander à
M. A. s'il l'a fait purger secrettement.

On cite M. Faget comme témoin ocu-
laire de l'opération (*pag.* 3.) Demandez-
lui s'il y a assisté, s'il est même entré dans
les salles, étant arrivé si tard qu'il rencon-
tra au pied du grand escalier, M. de la M.
qui s'en retournoit.

Quant à la présence du Médecin aux
grandes opérations de Chirurgie ; afin de
juger si l'usage qu'on allégue (*pag.* 3.) est
ce qu'il peut y avoir de mieux, lisez l'Or-
donnance du Roi, du 1. Janvier 1747.
portant réglement géneral pour les Hôpi-
taux militaires, & particulierement l'Ar-
ticle 2e. du titre 6. * *

A l'égard de l'espéce de diner que l'Enfant avoit fait ce jour-là ; informez-vous
si l'Infirmier & plusieurs autres personnes
n'ont pas reconnu dans ce qu'il a ren-

---

* Outre qu'elle étoit composée avec la Casse
& l'Emétique.

* * Le Médecin sera averti par le Chirurgien
Major, pour assister à toutes les grandes opérations de Chirurgie.

du par le vomiſſement, un quart-d'heure
après l'opération, des morceaux non di-
gerés d'une aile de poulet ; puis demandez à qui il vous plaira comment quel-
qu'un qui n'auroit mangé *que deux tranches*
de pain dans du bouillon, & *un œuf*, auroit
pû revomir des morceaux d'aile de poulet.

On dit que les Aſſiſtans, & *même les Re-*
ligieux ne purent s'empêcher d'applaudir à
l'opération (pag. 5.) Le Prieur étant aſſis
immédiatement à côté de M. de la M.
a vû les choſes de fort près , & comme il a été 18 ans Chirurgien - Major
de l'Hôpital Royal de Grenoble , il a
pû les bien voir ; l'Infirmier général , l'Infirmier de la Salle des Taillés , & nombre
d'autres qui y accoururent, ont été également à portée de voir , & pluſieurs ſont
en état d'en parler. Interrogez - les.

L'on applaudit à M. T. au ſujet de
l'opération qu'il a faite à Bicêtre (*pag.* 5.)
Mrs. Martinet, Foubert, Houſter , Per-
ron, Ruffel, Dûfouart, Tries, Thenon ,
& pluſieurs autres des principaux Chirurgiens de Paris y aſſiſterent ; qu'ils vous di-
ſent 1°. ſi la veſſie leur parut bien ouverte
& ſi M. T. put parvenir à en tirer la pierre devant eux , 2°. comment elle a été
tirée depuis, s'ils le ſçavent. Informez-
vous auſſi ſi M. de Senac , que l'on ci-

te comme préſent, y aſſiſta, lui ou aucun autre Médecin ; ſi même M. Lepy,
Médecin de la Maiſon, qui achevoit ſa
viſite dans le tems que tous ces Meſſieurs
arrivoient ſucceſſivement, fut averti de
ce qu'on alloit faire.

*Quelque méthode que l'on ſuive, ne voit-
on pas quelquefois périr des malades peu de
tems après l'opération ? Il n'eſt point de Lithotomiſtes qui n'ayent éprouvé de ſemblables
malheurs.* (pag. 7.) Le 13 Mai, jour de la
Taille générale, M. A. tailla deux Sujets *
ne tira qu'une ſeule pierre, & l'opération
fut également fatale à tous les deux ;
il eſt peu de Lithotomiſtes ſi conſtam-
ment malheureux ; cependant perſonne
ne lui en a fait aucun reproche, parce que
c'étoient de ſimples malheurs : mais je vous
demande ſi on n'avoit pas lieu de s'attendre qu'après ces malheurs redoublés, il
ſe relâcheroit moins que jamais ſur les
précautions néceſſaires, pour qu'on n'eût
qu'à le plaindre uniquement, s'il n'étoit
pas plus heureux à l'égard du troiſiéme.

On aſſure que M. A. *n'interdit à perſonne l'entrée de la Salle où étoit dépoſé le*

---

* François Houdet, Chirurgien, mort le 17
du même mois de Mai, & Charles Foubert, Tiſ-
ſeran, mort le premier de Juin. La pierre de ce
dernier ne fut tirée qu'après ſa mort.

corps , & fit à portes ouvertes l'ouverture du Cadavre , (pag. 7.) Informez vous , fi un garçon Chirurgien , nommé de Balz , ne fut pas le feul privilégié à cet égard , ayant été choifi par M. A. pour lui prêter la main ; & fi l'un des Elèves de la Maifon , nommé Bonénfant , ayant voulu y entrer , n'en fut pas exclus de maniére que nul autre n'ofa s'y préfenter.

Enfin quant aux piéces emportées par M. A. *pour juſtifier ſa conduite*, (pag. 8.) & qu'il offre de me faire voir plus d'un mois après , tant il les a précieufement confer-vées ; ce feroit peut-être l'offenfer que de lui demander ce qui conſtate que ce font les mêmes. Mais demandez à votre Accou-cheur , s'il avoit le malheur de perdre une Femme en couche , s'il s'empreſſeroit tant d'emporter chez lui le délivre , qu'il vou-droit produire pour fa juſtification ?

Si vous prenez la peine de faire toutes ces perquifitions , & de remonter ainfi aux fources du vrai , j'efpére qu'il vous fera aifé de juger de quelle part eſt venu le *ſcandale* dont parle l'Ecrivain *pfeudo-nyme* que l'on a fufcité contre moi.